AF332690

LE
PESSIMISME ET LES PESSIMISTES
DEVANT LA MÉDECINE

DISCOURS DE RÉCEPTION

A l'Académie des sciences, belles-lettres et arts de Besançon

PAR

LE Dr L. BAUDIN

ASSOCIÉ RÉSIDANT

MÉDECIN EN CHEF DE L'ASILE DÉPARTEMENTAL DU DOUBS

MÉDECIN-DIRECTEUR DU BUREAU MUNICIPAL D'HYGIÈNE DE BESANÇON

MÉDECIN-EXPERT DES TRIBUNAUX

MÉDECIN EN CHEF DE L'ÉTABLISSEMENT DES BAINS SALINS DE BESANÇON-MOUILLÈRE

OFFICIER D'ACADÉMIE

BESANÇON

IMPRIMERIE ET LITHOGRAPHIE DE PAUL JACQUIN

1894

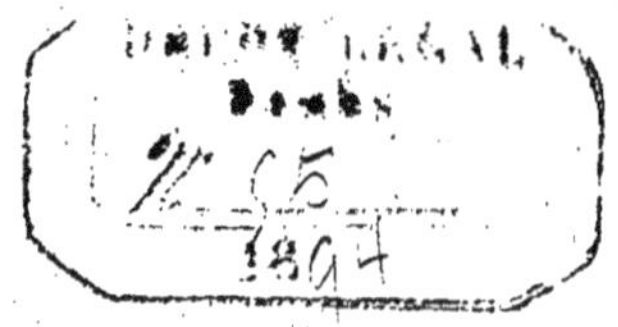

DU MÊME AUTEUR

Sous presse, ou pour paraître très prochainement :

De la valeur réelle des injections de liquides organiques (liquides de Brown-Sequard et de Constantin Paul).

L'action du bain salin sur les phénomènes intimes de la nutrition : étude expérimentale et critique.

Le rôle étiologique des eaux d'alimentation dans les épidémies typhoïdes de 1870 à 1893, à Besançon.

LE
PESSIMISME ET LES PESSIMISTES

DEVANT LA MÉDECINE

DISCOURS DE RÉCEPTION

A l'Académie des sciences, belles-lettres et arts de Besançon

PAR

LE Dr L. BAUDIN

ASSOCIÉ RÉSIDANT

MÉDECIN EN CHEF DE L'ASILE DÉPARTEMENTAL DU DOUBS

MÉDECIN-DIRECTEUR DU BUREAU MUNICIPAL D'HYGIÈNE DE BESANÇON

MÉDECIN-EXPERT DES TRIBUNAUX

MÉDECIN EN CHEF DE L'ÉTABLISSEMENT DES BAINS SALINS DE BESANÇON-MOUILLÈRE

OFFICIER D'ACADÉMIE

BESANÇON

IMPRIMERIE ET LITHOGRAPHIE DE PAUL JACQUIN

—

1894

LE

PESSIMISME & LES PESSIMISTES

DEVANT LA MÉDECINE

Messieurs,

« Il souffle d'Allemagne, depuis quelques années, sur
« notre jeunesse française, — écrit notre éminent compa-
« triote, M. Dionys Ordinaire, avec cette verve railleuse et
« bonhomme qui sent son Comtois d'une lieue, — il souffle
« un vent aigre et malsain qui nous apporte une épidémie
« nouvelle, inconnue à notre vieille Gaule, celle du pessi-
« misme. Ses symptômes principaux consistent en un état
« de désespérance, de lassitude, d'abattement moral inter-
« rompu par des crises soudaines de colère et de révolte.
« Mais l'état du malade est généralement calme : il se
« plaint de la vie ; il demande qui lui a fait la mauvaise
« plaisanterie de lui donner ce funeste cadeau ; il accuse
« la douleur ; il accuse le plaisir ; il se plaint de la trahison
« de la nature, qui a borné sa faculté de jouir et qui n'a
« mis aucune borne à ses désirs et à ses appétits. Il re-
« proche à cette même nature la subjectivité de ses idées
« et de ses sensations. Il lui en veut de lui avoir caché le
« secret des causes, de l'avoir poussé, aiguillonné à la re-
« cherche du vrai, et de ne l'avoir payé que d'images et
« d'apparences trompeuses comme les ombres de la ca-
« verne de Pluton.

« Tels sont les premiers effets du mal ; mais, quand il
« s'aggrave, le sujet tombe dans une mélancolie noire ; il
« regrette d'avoir conscience de son être ; il envie l'animal,
« la plante, tout ce qui végète, rampe ou rumine, tout ce
« qui ne sent pas qu'il a eu un commencement et qu'il
« aura une fin. Il devient jaloux des fanatiques qui pas-
« saient leur vie à regarder leur nombril.... Il en arrive
« enfin, et c'est le point le plus aigu de la crise, à aspirer
« à la mort comme au bonheur suprème. Que dis-je, à la
« mort? Ce bonheur serait incomplet. Il en arrive à sou-
« haiter l'anéantissement de toute société, de toute civili-
« sation, et la subversion de notre planète, réceptacle de
« toutes les déceptions et de toutes les misères. »

Certes, Messieurs, la raillerie est de bon aloi, et les épigrammes sont cinglantes.... Et pourtant, épigrammes et
railleries mises à part, que l'aveu soit ou non pour nous
plaire, le mal existe, il faut bien le reconnaître : c'est
comme une reprise, singulièrement aggravée, de ce que
l'on appelait, en 1830, « le mal du siècle. » On croyait en
avoir fini avec la race des Obermann et des René ; mais
voici, dit P. Bourget, que les romans se publient, aussi
désenchantés que le chef-d'œuvre de Sénancourt, et, avec
eux, des poèmes aussi amers que les sonnets de Joseph
Delorme. Entre ces œuvres, il existe une différence évi-
dente de rhétorique et de procédés ; mais c'est toujours la
même impression d'absolu, d'irrémédiable découragement. Et comme fond commun, une morne perception de
la vanité de tout effort.

Au surplus, notre cas n'est pas un cas isolé : partout,
avec des degrés et des nuances, se notent les mêmes symptômes. Il semble qu'une nausée universelle devant les insuffisances de ce monde soulève le cœur des Slaves, des
Anglo-Saxons, des Germains et des Latins.

Sans doute, nous sommes loin, bien loin encore de ce
suicide de la planète, rêve suprême des théoriciens et des

poètes du pessimisme : le moment ne semble point arrivé
où, sous les ruines du monde détruit, les derniers pessimistes s'enseveliront dans le triomphe final de la doctrine
en déclamant les strophes de Mme Ackermann :

> Ah ! quelle immense joie, après tant de souffrance !
> A travers les débris, par-dessus les charniers,
> Pouvoir jeter enfin ce cri de délivrance :
> Plus d'hommes sous le ciel, nous sommes les derniers !

Il n'en est pas moins vrai que lentement, mais sûrement, s'élabore la croyance à la banqueroute de la nature,
qui devient peu à peu la foi sinistre du xixe siècle.

Le pis est qu'il n'y a point là un mal seulement moral,
et lorsque, croyant railler, on a prononcé le mot d'épidémie, de maladie, on a dit le mot propre : il est très vrai
que le pessimisme, arrivé à un certain point, — depuis
longtemps dépassé, — ne relève plus de la critique, mais
qu'il revient de droit à la clinique, et, je ne crains pas d'a-
jouter, — à la clinique des affections nerveuses et mentales.

Car enfin, si vous lui demandez ce que c'est que la vie,
il vous répond avec les Goncourt que c'est « l'usufruit
d'une agrégation de molécules; » il vous démontre avec
Schopenhauër que ses plaisirs sont purement négatifs et,
avec Hartmann, qu'ils reposent d'ailleurs sur des illusions ; que cette vie n'est, par conséquent, qu'une cruelle
duperie et qu'elle ne vaut pas la peine d'être vécue, et il
conclut avec Léopardi, son poète et son prophète : « Notre
« vie, à quoi est-elle bonne ? seulement à la mépriser. »

Si vous lui parlez de vérité, il vous démontre que la vérité est le plus funeste présent accordé aux hommes ;
qu'elle ruine toutes les illusions grâce auxquelles le
monde était tolérable ; — de science ?.... mais qu'est-ce
que savoir, sinon mieux connaître notre misère ? — de civilisation ?.... mais, plus nos âmes sont éclairées et déli-
cates, plus elles souffrent, et les peuples les plus civilisés
sont les plus malheureux.

Gardez-vous d'invoquer les saintes joies de la commu-
nion des âmes, de l'amitié, de l'amour, de quelque affection que ce soit enfin ; il vous accablerait du mot hideux
de Flaubert : « Une affection quelconque est toujours un
« fardeau qu'on porte à deux. »

De même, le mariage est jugé d'un mot (renouvelé
d'ailleurs de Lessing) : « Il n'y a tout au plus qu'une mau-
« vaise femme au monde ; il est seulement dommage que,
pour chacun, cette femme soit la sienne. »

Le devoir, la charité, la vertu....; ce sont, pour le pessimisme, autant de déceptions suprêmes qui nous amè-
nent à sacrifier à une fin hors de nous-mêmes nos intérêts
les plus chers.

Les émotions religieuses....; le dévot est à la fois son
propre dupeur et sa dupe, la victime et le bourreau.

Quant à la gloire, de grâce, qu'il n'en soit pas question !
La gloire, il l'a rencontrée aujourd'hui même chez un mar-
chand de bric-à-brac : une tête de mort couronnée de lau-
riers en plâtre doré.

Si vous ne voulez l'en croire, croyez-en l'histoire, dans
laquelle il vous montre, selon le mot de Goncourt, « le
« plus grand bréviaire du découragement : on n'y ren-
« contre que des coquins ou d'honnêtes imbéciles. »

Et, en matière de conclusion, ses adeptes, ces boud-
dhistes modernes vous apportent comme souverain remède
et comme un nouveau « salut religieux.... » quoi? une
nouveauté plus vieille que Cakya-Mouni lui-même, la conception du Nirvâna indien, conception qui se résume tout
entière dans ces quelques mots : Il n'y a de bonheur en
ce monde que renoncement, désespérance, oubli de soi-
même et des autres, anéantissement de son être, avec
l'immense espoir d'entrevoir dans un avenir prochain l'en-
gloutissement universel de toute sensation et de toute vie.

Remarquez-le bien, Messieurs, il ne s'agit plus, dans

cette série de propositions, d'un simple système philoso-
phique, d'allure plus ou moins bizarre, mais d'ailleurs
sans portée pratique appréciable dans la vie individuelle
non plus que dans la vie sociale, et à l'encontre duquel
semble avoir été rédigée d'avance cette sentence de Pas-
cal : « La nature humaine soutient la raison impuissante
« et l'empêche d'extravaguer à ce point : » débordant ici
le domaine de la spéculation pure, le pessimisme s'érige
audacieusement en doctrine, en jugement sur la vie, sur
les hommes et sur les choses et s'impose ainsi à l'état de
règle de conduite générale en pénétrant peu à peu les
couches les plus instruites et partant les plus influentes de
la société. Dans ces conditions, je dis qu'il constitue un
danger très réel et une très redoutable maladie.

Et, si je l'affirme, ce sont les pessimistes qui le prou-
vent. Pour le médecin, vous le savez, il n'y a pas de maladie : selon un mot célèbre, il n'y a que des malades.
Passons donc à l'examen des malades ; j'entends, des pessimistes vrais, dont le petit nombre se perd dans la foule
des faux pessimistes, pessimistes pour la thèse, par mode
ou par imitation, par soif du martyre à un prix raison-
nable, par genre et par pose, par mépris et superbe dédain, par ambition déçue, par envie.... On l'a dit : « Le
« monde est plein aujourd'hui de jeunes échappés de col-
« lège qui, dès qu'ils ont rimé trois sonnets, déclarent la
« terre inhabitable, et regardent le reste de l'humanité
« comme un vil bétail. »

Dans la classe des pessimistes vrais, il faut distinguer
encore une première partie, celle des pessimistes, — souvent pessimistes du moment, — par désespérance, parents qui pleurent un enfant bien-aimé et qui, semblables
à Rachel, ne veulent pas être consolés ; pauvres cœurs
trahis et qui, feuille à feuille, ont vu tomber leurs espé-
rances et leurs illusions ; patriotes qui souffrent des plaies
saignant aux membres et au cœur de la patrie.... Devant

ces infortunes, trop souvent, hélas ! imméritées, et devant ces poignantes douleurs, je m'incline respectueusement et je passe.

Mais il est une seconde catégorie de pessimistes vrais qui, sans avoir des motifs aussi plausibles de se désoler, n'en sont pas moins très convaincus des misères de la vie, des duperies de l'existence et de la fatalité qui pèse sur l'humanité tout entière, pessimistes qui souffrent en effet, et de leurs maux propres, plus imaginaires que réels, et des maux de leurs semblables, et qui, de bonne foi, cherchent un suprême refuge dans la conception du Nirvâna.

Eh bien ! je n'hésite pas à le dire : de ceux-là, beaucoup sont des malades, des malades au sens propre et rigoureusement scientifique du mot ; si le pessimisme ne constitue pas chez eux une maladie, une entité morbide définie, il représente tout au moins la forme de leur maladie. Et quant à ceux qui ne sont pas des malades, ce sont des candidats à la maladie, des prédisposés, chez lesquels se trouvent franchies les limites ordinaires du tempérament nerveux, et qui sont ainsi dans une sorte d'état intermédiaire, lequel n'est point tout à fait encore la maladie, mais n'est plus déjà la santé.

Tous, par le fait, sont des « nerveux, » au sens le plus moderne du mot : chez les uns, les « névrosés, » dominent les troubles psychiques ; — chez les autres, les « névropathes, » les troubles physiques : névralgie, irritation spinale, dyspepsie, etc. Chez les uns et chez les autres, l'affection nerveuse ou, plus simplement, l'état nerveux, le nervosisme enfin, à quelque degré qu'il s'observe, héréditaire ou acquis, peut conduire à la psychopathie, à la mélancolie et à l'hypocondrie, à la neurasthénie franche, à la paralysie générale ou au suicide.

Quelques exemples pris au hasard, parmi les pessimistes les plus connus :

A tout seigneur, tout honneur : voici d'abord Schopen-hauër, l'apôtre, — on pourrait dire presque le père du pessimisme moderne :

Arthur Schopenhauër est né à Dantzig, nous dit M. Arvède Barine, — auquel j'emprunte la majeure partie des détails biographiques qui suivent, — « d'une famille de « cerveaux malades : du côté paternel, sa grand'mère « avait la tête dérangée ; un de ses oncles était imbécile ; « l'autre, à moitié fou ; son père, Heinrich-Floris Schopen- « hauër, se suicida dans un accès de folie. Du côté mater- « nel, on ne trouve pas de démence caractérisée, mais un « grand-père sujet à de telles colères que, lorsque l'accès « le prenait, toute la maison, y compris le chien et le chat, « s'enfuyait. » Voilà pour les antécédents héréditaires.

Quant à lui, petit et trapu, vif et agile dans sa démarche, il jouissait d'une santé qui résista aux années, au travail.... et au reste. Cette belle organisation avait son point faible : le système nerveux prédominait au point d'échapper au contrôle de la volonté, et sa tyrannie se traduisait en terreurs multiples et singulières jusqu'à en devenir vraiment réjouissantes. On serait en peine de dire de quoi il n'avait pas peur : en 1813, quand toute l'Allemagne s'enrôlait contre la France, il s'achète un fusil ; mais, selon l'expression exquise de l'un de ses admirateurs, « il lui manqua — c'est à Schopenhauër que je « veux dire, il lui manqua l'impulsion intérieure pour par- « tir. » Ou plutôt, il partit ; mais ce fut pour s'aller cacher dans une vallée bien retirée du Tyrol où, raconte-t-il lui-même, il eut la joie *ne unum quidem militem videre, neque tympana audire*, « de ne point rencontrer un seul soldat, ni d'entendre seulement le son du tambour. » Dans sa vallée, *gaudebat* extraordinairement ; car, avoue-t-il avec ingénuité, il était « de sa nature, on ne peut moins guer- « rier. »

En 1831, même ardeur à fuir le choléra. « Le grand,pes-

« simiste italien, Leopardi, en faisait autant au même mo-
« ment, ce qui donne à penser, insinue M. Arvède Barine,
« que le pessimisme n'apprend pas à sortir décemment de
« la vie qu'il enseigne à haïr. Il y a là une lacune dans le
« système. »

Schopenhauër avait peur de la petite vérole, de la
phtisie, de la lèpre.... et de toutes les autres maladies. Il
portait un gobelet de cuir dans sa poche afin de ne pas
s'exposer aux contagions en buvant dans des verres in-
connus. Il avait deviné les microbes de Pasteur, et se pro-
menait autant que possible la bouche fermée : on ne sait
pas ce qu'on avale avec l'air. Il avait peur des procès, des
voleurs, des incendies, des révolutions, du poison, de ses
amis, de son ombre. Il n'osait se faire faire la barbe, de
peur que son barbier ne lui coupât la gorge. Il cachait son
argent et ses valeurs dans ses vieux papiers, dans son en-
crier, dans des coins si bizarres et si secrets que, même
avec les indications de son testament, on eut de la peine
à retrouver les objets.

Pendant une année entière il fut obsédé de l'idée qu'on
allait l'accuser d'un crime et lui faire son procès. Une
autre fois, il se crut, tout de bon, empoisonné dans une
prise de tabac. Il fut poursuivi toute sa vie par la crainte
d'être enterré vif. Faute d'un autre objet de frayeur, il
éprouvait la crainte d'un danger inconnu dont la menace
l'accablait d'angoisses morbides.... Son caractère se res-
sentait de cet état pénible ; il était soupçonneux, irritable,
brusque et violent.... Il n'avait pas impunément deux
générations de fous et de maniaques sur la tête.

Il ne croyait pas plus aux miracles qu'aux contes des
fées. En revanche, il croyait aux apparitions, aux esprits
frappeurs, aux rêves, aux pressentiments, aux sorciers,
aux tables tournantes, aux amulettes, au vendredi.... Il
croyait qu'on guérit la fièvre en enfermant une araignée
dans une coquille de noix qu'on suspend au cou : la fièvre

meurt avec l'araignée. Il croyait qu'on guérit une tumeur en la frottant avec un œuf qu'on enterre ensuite dans une fourmilière : les fourmis, bien qu'on ne les voie pas, viennent, la nuit, manger la tumeur dont bientôt il ne reste plus trace. Il croyait qu'on guérit les chiens boiteux en les magnétisant, et fit recommencer huit fois l'épreuve sur le sien.

Il croyait à un monde surnaturel, avec lequel les magiciens sont en rapport. Il croyait que les lois qui gouvernent l'univers ne sont pas immuables et peuvent être violées par la volonté, qui est toute-puissante, et devant laquelle il n'y a plus ni pesanteur, ni espace, ni temps, ni causalité. Il croyait à tout cela et à bien d'autres choses encore, mais il était athée et n'appelait Dieu que « le Vieux Juif. »

Dans sa vieillesse, il n'avait plus qu'un chagrin : celui de penser qu'il vieillissait et qu'il lui faudrait s'en aller bientôt. Et il calculait avec anxiété le nombre d'années qu'il pouvait avoir encore à passer dans ce monde de misère, de duperie et de larmes : il constate que Flourens fixe l'extrême limite de la vie à cent ans, et il en a soixante-dix : *c'est une consolation*, conclut-il. Quel abîme de contradiction !

Et pourtant, Schopenhauër représente, avec Henri Heine, l'un des rares hommes d'esprit de l'Allemagne ! Il est difficile, il est vrai, de dire lequel des deux détestait le plus cordialement sa patrie et méprisait le plus ses compatriotes : « En prévision de ma mort, écrivait Schopen-« hauër, je fais cette confession, que je méprise la nation « allemande à cause de sa bêtise infinie, et que je rougis « de lui appartenir. » Tant il est vrai que la folie peut avoir ses moments de lucidité.

Au moment où Schopenhauër, après avoir remis à son éditeur son manuscrit : *Le Monde considéré comme vo-*

lonté et comme représentation, secouait sur la tête de ses concitoyens et des professeurs de philosophie, ses ennemis intimes, la poussière de ses sandales et gagnait l'Italie, pour laquelle il réservait toutes les grâces et toutes les séductions de son esprit — le poète Leopardi, le vrai précurseur du pessimisme, puisque le philosophe allemand lui était alors inconnu, aussi bien qu'à l'Allemagne elle-même et qu'au reste du monde, donnait à Bologne ses fameux « Canzoni, » où, avec une grande sincérité et une grande profondeur d'accent, il développait en des stances magnifiques sa théorie de l'*infelicita*, et, philosophe, lui aussi, autant que poète, s'efforçait de démontrer successivement le néant de nos croyances en Dieu et en l'immortalité — le néant de tout ce qui peut faire le charme de la vie ici-bas, richesse, gloire, ambition, beauté, amour — le néant enfin de toute idée de progrès.

Valétudinaire, presque infirme, tourmenté depuis son enfance par les angoisses d'un mal terrible, frappé par l'inimitié des siens même dans ce qu'il avait au monde de plus cher, dans son culte pour l'art et pour sa malheureuse patrie, déçu cruellement et à deux reprises dans ses plus pures affections, Leopardi mourait à trente-huit ans, après avoir donné à tous le spectacle d'une vie digne de toute pitié et de tout respect : jusqu'au bout, son désespoir reste une force et ne manque ni de grandeur ni de poésie ; on y sent palpiter encore une âme que le pessimisme avait bouleversée sans la pouvoir dessécher.

Il n'en est pas moins vrai que, dans ce pauvre organisme brisé par la souffrance, le système nerveux n'était plus gouverné par une volonté digne de cette belle intelligence. De là, de singulières défaillances et d'étranges contradictions : des tentatives répétées de suicide en regard d'une fuite apeurée devant le choléra, et, dans les derniers et douloureux mois d'une existence tant de fois honnie, les angoisses de l'asthme invoquées avec une étrange ardeur comme une promesse de longue vie.

A côté, ou plutôt un peu au-dessous de lui, nous trouvons le poète Giuseppe Giusti, son compatriote et presque son contemporain, en proie comme lui à la souffrance physique et à la maladie, interprète, comme lui, des idées de négation et de désespérance, qu'il se plaisait à relever des traits d'une sanglante ironie. « Ce qui, en moi, semble un sourire n'est que tristesse, » avait-il coutume de dire : c'était, lui aussi, et au premier chef, un nerveux, et un nerveux chez lequel l'hyperesthésie douloureuse du cerveau finit par dégénérer en hypocondrie vraie, il se croyait atteint des affections viscérales les plus graves et les plus diverses ; il se disait dévoré tout vivant par les vers et finit par s'imaginer qu'il était hydrophobe. Bref, c'était un « mental » au sens littéral du mot.

Parmi les disciples de Schopenhauër, le représentant le plus complet, le plus intéressant, le plus logique aussi de la nouvelle doctrine est Philippe Mainländer, l'auteur de la *Philosophie de la Rédemption :* fils de parents d'une piété exaltée, petit-fils d'une mystique morte d'une fièvre nerveuse à l'âge de trente-trois ans, frère d'un autre mystique converti dans l'Inde au bouddhisme et mort peu après, épuisé par des luttes intérieures, il trouve son chemin de Damas chez un libraire, à Naples, en feuilletant Schopenhauër ; il rédige un système de philosophie pessimiste où il se déclare hautement chrétien tout en prétendant fonder scientifiquement l'athéisme, et remplace par la liberté du suicide la belle croyance à l'immortalité, et par le refuge dans la mort le salut par la vie éternelle ; puis, prêchant d'exemple, il se pend le jour où, après avoir corrigé les épreuves de son livre, il en reçoit le premier exemplaire.

Au nombre des pessimistes vrais, que leurs souffrances

morales et les désespérances de cette funeste doctrine ont
fini par jeter dans la folie du suicide, il faut citer encore
Stanislas Guyard et Armand Hayem, sur lesquels M. de
Mallortie nous a donné des détails touchants.

Stanislas Guyard, sérieux, ardent, consciencieux, pas-
sionné pour le vrai, ennemi de tout charlatanisme et de
toute hypocrisie, esprit sagace et pénétrant, professeur
d'abord à l'Ecole des hautes études, puis, à trente-huit ans,
titulaire de la chaire d'arabe au Collège de France : chez
lui, l'amour du travail allait jusqu'à l'obsession, et le sur-
mènement ne tarda pas à tuer la possibilité du repos, le
sommeil, et, secondairement, la capacité du travail. De ce
jour, cœur inquiet, conscience troublée, volonté atrophiée,
le monde lui sembla insupportable, et, ne sachant où
trouver dans cette philosophie désolée un point d'appui
quelconque, il finit par rejeter le fardeau de la vie pour
aller chercher dans un monde inconnu l'apaisement et la
sérénité qu'il ne pouvait trouver sur cette terre.

Armand Hayem, l'un de ceux encore que l'on peut
regarder comme les enfants gâtés de la nature : « rien ne
« lui manquait, a dit M. Ad. Franck, de ce qui constitue à
« nos yeux, aux yeux de tous les hommes, les conditions
« du bonheur : ni la fortune, ni la vigueur, ni l'intelligence,
« ni le goût le plus ardent pour les choses de l'esprit, ni
« le loisir nécessaire pour s'y livrer entièrement, ni
« l'avantage d'appartenir à une famille honorable, ni les
« encouragements qu'apportent avec eux les succès mon-
« dains et académiques.... » Pourquoi cette mort, alors,
pourquoi ce suicide, pourquoi cet acte de subite folie?
C'est Armand Hayem lui-même qui, dans son livre *Les
Vérités et les apparences*, publié après sa mort, nous
donne la solution du problème :

« Plus l'âme est délicate, écrit-il, plus le mécontement
« de soi retentit douloureusement en reproches, regrets
« et amertumes, auxquels la mort est préférable.

« Etre mécontent de soi, c'est courir de la misanthropie
« au suicide.

« La mort est odieuse, incompréhensible, haïssable ;
« c'est l'heure où nous valons le plus, où notre pensée
« s'est étendue et enrichie, où nos passions se sont dé-
« gagées, où notre âme s'élève, s'affranchit, que nous
« disparaissons!

« Que signifie donc cette vie?

« Ou c'est la vie qui est absurde, ou c'est la mort qui a
tort.

« Il ne faut pas mourir, mais il faut disparaître. »

Armand Hayem ne voulut point attendre le caprice de
la mort ni s'y soumettre ; il voulut « disparaître » et choisir son heure.

Que la folie du suicide ne s'observe pourtant qu'à l'état
d'exception chez les pessimistes...., je le veux. Mais com-
bien, sans aller jusque-là, souffrent à en mourir! Témoin
cet infortuné Amiel, qui ne sut employer sa vie qu'à se regarder vivre et sentir, à contempler ses propres com-
plexités, et qui, avec des aptitudes philosophiques tout à
fait éminentes, n'arriva qu'à la tristesse la plus inféconde,
et, avec de véritables qualités littéraires, ne sut jamais
donner à ses idées la forme qui s'impose. La masse indi-
geste des 16,000 pages de son *Journal* d'où ses amis ont
extrait pieusement deux volumes de *Pensées*, nous offre
le saisissant tableau d'une conscience moderne des plus
honnêtes, arrivée au plus haut point de culture et vouée,
par l'abus de l'analyse, aux déceptions et aux souffrances
d'un génie stérile.

Mais Amiel ne fut pas seulement une victime du dilet-
tantisme : ce fut en même temps une victime de cette
maladie toute moderne — sorte de mal littéraire qui, depuis près d'un demi-siècle, a perdu tant d'illustres, plus il-

lustres et plus grands qu'Amiel, je veux dire le gonfle-
ment, la dilatation, l'hypertrophie du « moi, » de la sensi-
bilité et de l'émotivité.

Voyez Flaubert, par exemple, l'auteur tant exalté de
Mme *Borary* et de *Salammbô*, et que, par un retour quelque
peu excessif, bien qu'habituel, des choses d'ici-bas, on
commence à appeler « l'écrivain le plus surfait de notre
siècle : » en vain cet apôtre d'un pessimisme presque voi-
sin du nihilisme était devenu — voulant le devenir —
célèbre, chef d'école, prophète et presque demi-dieu; il
n'en était devenu ni plus serein ni plus heureux, et dans
son dernier livre, sorte de testament blasphématoire, il
conclut à « l'éternelle misère de tout. » C'est qu'arrêté par
une maladie terrible et incurable dans son élan vers
l'idéal, dans la poursuite des vastes espoirs caressés par
son moi hypertrophié, son génie de l'analyse éclairait
cruellement son cœur sur ses propres insuffisances. C'est
aussi que, pour lui, la pensée et le sentiment semblaient
n'exister que pour être exprimés, conception très fausse,
qui détourne d'aimer la vie pour elle-même, et fait attri-
buer au talent une valeur excessive. Un remords, par
exemple, rongeait sa vie : celui d'avoir, dans Mme Bovary,
accolé deux génitifs l'un à l'autre, pour dire « une couronne
de fleurs d'oranger; » il avait eu beau chercher, il lui avait
été impossible de faire autrement. Et, là-dessus, il se
déclarait « organisé spécialement pour le malheur. » —
« La toquade de Flaubert, écrivait l'un de ses amis, est
« toujours d'avoir fait et enduré des choses plus énormes
« que les autres. » Au résumé, imaginaires ou réelles, ses
souffrances le maintenaient dans un état presque constant
d'excitation morbide : « Flaubert est, dans ce moment, si
« grincheux, si cassant, si irascible, si érupé à propos de
« tout et de rien — écrit encore de Goncourt — que je
« crains que mon pauvre ami ne soit atteint de l'irritation
« maladive des affections nerveuses à leur germe. »

Et Goncourt s'y connaissait. Des êtres vraiment terribles, ces Goncourt : tantôt, et par les plus futiles motifs, d'une humeur charmante et cordiale, tantôt, et par des motifs non moins futiles, froids, hostiles, soupçonneux, exécutant leurs meilleurs amis avec une cruauté rageuse : de bonne foi, pourtant, et d'une sincérité parfaite. Ce sont les nerfs qui sont coupables ; ils le sentent bien eux-mêmes, et, loin de s'en cacher, ils s'en glorifient : « Du talent, « peut-être en avons-nous, et je le crois, déclare l'un des « deux frères — mais, d'avoir du talent, il nous vient « moins d'orgueil que de nous trouver des espèces d'êtres « impressionnables, d'une délicatesse infinie, des vibrants « d'une manière supérieure. » Et ailleurs : « Les critiques « pourront dire tout ce qu'ils voudront, ils ne pourront pas « nous empêcher, mon frère et moi, d'être les saint Jean- « Baptiste de la nervosité moderne. » Et encore : « Songez « que notre œuvre, et c'est peut-être son originalité, origi- « nalité durement payée, repose sur la maladie nerveuse. » Ces auteurs tiennent décidément à passer pour des énervés. Soit ! c'est une justice qu'on ne saurait ne pas leur rendre. Mais alors, avant de déclarer qu' « il faut traiter la vie avec « le mépris qu'elle mérite de la part d'un homme supérieur, » avant de juger l'existence de tous à travers le prisme de votre « nervosité, » comme vous dites, que ne vous soigniez-vous, Messieurs, et que ne demandiez-vous d'abord à l'exercice et au grand air, à l'eau froide et aux toniques le rétablissement de l'équilibre de votre système nerveux !

Cette galerie resterait incomplète si je n'y faisais figurer encore le représentant le plus autorisé, sinon le plus illustre, de la poésie pessimiste en France : vous avez nommé Baudelaire, qu'une certaine école, avec M. Maurice Spronk, grand admirateur des « artistes littéraires, » n'hésite pas à appeler « le caractère peut-être le plus ori- « ginal qu'ait produit notre époque. » Si nous en croyons M. P. Bourget, Baudelaire serait, en effet, non plus un

sceptique tendre, comme Alf. de Musset, non plus un
révolté fier, comme A. de Vigny, mais un pessimiste vrai,
le pessimiste par excellence, si j'ose ainsi dire : du pessimiste, il aurait « le trait fatal, l'horreur de l' « Etre, » et
« le goût, l'appétit furieux du néant ; c'est bien, chez lui,
« le Nisvàna des Hindous retrouvé au fond des névroses
« modernes et évoqué avec tous les énervements d'un
« être dont les ancêtres ont agi. »

J'ai bien peur, pour ma part, que Baudelaire, « l'esprit
le plus gâté et le plus méchamment raffiné de notre époque, » selon l'expression de M. Dionys Ordinaire, — j'ai
bien peur que ce dandy du spleen, paradoxal et subtil,
préférant l'artificiel et le décadent au naturel, passant sa
vie à la recherche de sensations nouvelles, ait été surtout
un grand mystificateur doublé d'un malade. Car il exis-
tait chez lui, nul ne l'ignore, une tare nerveuse héréditaire qu'il ne prend même pas la peine de nous dissimu-
ler lorsqu'il nous parle de « ses ancêtres, idiots ou mania-
« ques dans des appartements solennels, tous victimes de
« terribles passions.... » Et ce mal qu'il tenait d'eux, ou
sait s'il a pris peine à en hâter les progrès par des excès
de toute sorte, qui lui créaient de nouveaux points de res-
semblance avec Edgard Poë, son devancier, son inspira-
teur et son maître.

Messieurs, je ne poursuivrai pas davantage ce douloureux examen : dans la foule des névropathes et des névrosés du pessimisme moderne, je me suis borné à choisir
quelques exemples parmi les moins discutables et, d'ailleurs, les plus connus ; mais il ne tiendrait qu'à moi que
cette phalange devint légion : sur vos lèvres se pressent
les noms d'artistes, de musiciens, de poètes, de penseurs,
d'écrivains de marque dont la haute intelligence, — peut-
être pour quelques-uns faudrait-il dire le génie, — si elle
n'a fini par sombrer tout à fait déjà dans les ténèbres de

la folie ou du suicide, est en train de s'atrophier ou de s'éteindre dans les angoisses de ce mal tout moderne, le pessimisme que l'on a décoré du nom de « grande névrose. » Le mot ne voulait pas dire grand'chose, mais il était joli; il a plu, — et il a fait fortune.

Le moment serait peut-être venu de se demander ce qu'est, au fond, cette « grande névrose, » qui n'est pas en réalité le pessimisme, mais qui en est le *substratum* morbide nécessaire, — le pessimisme constituant, non pas l'affection, mais seulement une forme de l'affection, sa forme actuelle la plus commune, mais non sa forme unique, exclusive, immuable.

Comment se fait-il qu'en dépit de l'opportunité des temps et des circonstances, à l'issue de la tourmente révolutionnaire et des grandes guerres de l'Empire, Schopenhauër, avec toutes les séductions de son esprit littéraire et humoristique, Leopardi, avec toute la force et avec toute l'envolée de sa poésie, aient prêché et vaticiné dans le désert? Et pourquoi, un demi-siècle plus tard, en dépit de l'accroissement du bien-être matériel, en dépit des progrès de l'intelligence, pourquoi ce réveil de leur funeste doctrine et pourquoi son irruption violente au sein de races placées à l'avant-garde de la civilisation?

C'est que Schopenhauër et Leopardi s'adressaient à des âmes vigoureusement trempées, toutes remplies encore d'espoir et de foi, à des races énergiques, résistantes et faites pour l'action. Mais, depuis, le siècle a marché, sans tenir ses promesses, toujours sanglant, toujours troublé par les plaintes et les réclamations des déshérités; mais, dans les dures épreuves d'une concurrence vitale plus âpre chaque jour, dans les agitations incessantes d'une existence surchauffée au delà de toute mesure, les énergies se sont affaissées, et les organismes se sont usés, débilités, anémiés. Nos grands-pères avaient trop de sang; toutes leurs maladies réclamaient la lancette; nous n'en avons plus assez, et l'alimentation la plus animalisée, le fer et les toniques de toute sorte, l'hydrothérapie et les cures d'air ne suffisent pas à combler cette perte.

Nous sommes des anémiques au premier chef : par cela même, des nerveux, ne disposant plus d'assez de sang, ce « modérateur des nefs. » Des nerveux, c'est-à-dire des excitables, des surexcités, des énervés.

Mais cette surexcitation nerveuse est fatalement suivie bientôt d'une réaction en sens inverse, je veux dire de phénomènes de dépression, de fatigue, d'épuisement ; le cerveau, surmené, devient paresseux à apprécier, à coordonner et à régler les sensations, à les élaborer et à y répondre, c'est-à-dire à lier les idées et à les déduire les unes des autres, à les juger, et, enfin, à vouloir : d'où, impossibilité de l'attention soutenue, difficulté du travail intellectuel, affaiblissement surtout de la volonté ; impuissance enfin. Et c'est ainsi que le pessimisme peut être considéré, selon la formule de M. Guyau, comme « la sug-« gestion métaphysique engendrée par l'impuissance physi-« que, intellectuelle ou morale. » Les expériences psycho-physiologiques du docteur Féré sont topiques à ce point de vue : le docteur Féré, par exemple, après avoir mis un sujet en état d'hypnotisme, lui persuade qu'à son réveil il ne pourra reprendre un vêtement, un châle déposé au préalable sur une chaise ; une fois éveillé, le sujet, après nombre d'hésitations, renonce à prendre le vêtement ; puis il éprouve aussitôt le besoin de donner une explication de sa conduite : « Je n'en veux plus, dit-il, ce châle est malpropre ; il est dégoûtant ; » l'idée délirante se trouve de suite et naturellement évoquée pour voiler l'impuissance. — Un autre sujet est mis en état d'hypnotisme ; un bijou est enfermé dans un tiroir au bouton duquel défense lui est faite de toucher, à son réveil, quelle qu'en puisse être son envie. Le sujet, éveillé, s'approche du tiroir, et, à diverses reprises, porte la main au bouton du meuble, puis l'en retire : « Non, fait-il, ce bouton est froid ; c'est un glaçon.... ce n'est pas étonnant ; c'est du fer ; » — puis, généralisant, si on lui présente un compas, une clef, un objet quelconque en fer : « c'est aussi froid que le bouton, je ne peux pas le tenir. » Ici, l'idée délirante s'est accentuée, avec tendance à la généralisation.

Il en est de même chez le pessimiste : il se sent impuissant. Donc, ce qu'il ne peut accomplir ou éviter est mauvais, et, secondairement, tout dans la vie est également mauvais.

Allez au fond des œuvres, mais surtout des pensées, du cœur des pessimistes, scrutez leurs actes et leur vie, et voyez si, en fin de compte, vous n'arriverez pas toujours et sûrement à y lire un aveu d'impuissance. Impuissance, je ne dis pas à atteindre, mais même à approcher un idéal trop haut placé, à réaliser des ambitions excessives ou des pensées trop vastes, à satisfaire des désirs immodérés ou trop nombreux, à suffire à d'insatiables appétits et à des jouissances toujours nouvelles.... ; impuissance surtout à « réussir sa vie. » Mme Caroline Cormanville, témoin et historiographe de la vieillesse attristée de Flaubert, ce grand dédaigneux et ce fanfaron d'impassibilité, nous a laissé l'anecdote suivante :

« Dans les dernières années, regretta-t-il de n'avoir pas « pris la route commune? Quelques paroles émues, sorties « de ses lèvres un jour que nous revenions ensemble le « long de la Seine, me le feraient croire : nous avions vi« sité une de mes amies, que nous avions trouvée au mi« lieu d'enfants charmants : ils sont dans le vrai, me di« sait-il en faisant allusion à cette intéressante famille « honnète et bonne, — oui, se répétait-il à lui-même gra« vement. Je ne troublai point ses pensées et restai silen« cieusement à ses côtés. »

Eh ! oui, réussir sa vie, fût-ce en « suivant le chemin des ânes, » réussir sa vie, c'est-à-dire lutter, espérer et

vouloir, aimer, se marier, avoir des enfants, les gâter, et
pourtant en faire des hommes, en quoi cela, au regard de
l'Éternel, on l'a dit excellemment, est-il moins noble et
moins spirituel que de mettre du noir sur du blanc, frois-
ser du papier et se battre des nuits entières contre un ad-
jectif? « Va donc, et mange ton pain en joie avec la femme
« que tu as choisie. » — Ce n'est pas un bourgeois qui a
dit cela, c'est l'Ecclésiaste, un homme de lettres, presque
un romantique. Considération qui ne saurait manquer de
toucher nos pessimistes; car, j'aurais voulu avoir le temps
de vous le démontrer, il y a beaucoup de littérature dans
le pessimisme moderne, dans notre pessimisme français
en particulier.

Et maintenant, Messieurs, quel est l'avenir du pessimisme? Est-ce une de ces crises passagères dont on guérit
vite, sans, pour ainsi dire, s'en apercevoir? Je n'oserais
l'affirmer : parmi ses causes, il en est de durables.... que
dis-je! de permanentes et, jusqu'à un certain point, d'iné-
luctables.

Le pessimisme est donc bien plutôt une de ces maladies
chroniques, compatibles sans doute avec l'existence,
(puisque nous n'en sommes point morts encore), et que
l'on peut espérer même amender dans une certaine mesure. Je parle ici, bien entendu, du pessimisme vrai; car,
pour ce qui est de l'autre, il semble que la mode soit en
en train d'en passer, la vogue, par une évolution natu-
relle, allant en ce moment au mysticisme, et, pis encore,
au bouddhisme, au fakirisme, au spiritisme, à l'occultisme
et à la kabbale.

Le pessimisme sera-t-il la religion de l'avenir? M. Guyau
en doute, et quant à moi, je suis sûr du contraire : en premier lieu, il reste jusqu'ici et il restera longtemps encore,
sinon toujours, l'apanage d'une petite caste d'esprits
cultivés et raffinés, de mandarins lettrés auxquels une
position exceptionnelle permet de philosopher à loisir

et de maudire l'existence à journée faite, tout en se lais-
sant vivre ; — puis, c'est en vain que l'on prétend persua-
der à la vie de ne plus vouloir vivre : tout en nous pro-
teste contre ces doctrines : le corps, en vertu de l'instinct
de la conservation, — l'intelligence, au nom de la dignité
et de la noblesse de la pensée ; — l'imagination, avec son
besoin d'un « au delà ; » — le cœur, avec son invincible
penchant à aimer et à se dévouer.

Que si des arguments d'une nature aussi spiritualiste
ne pouvaient convaincre la critique positive, on en peut
appeler à Darwin lui-même, à la doctrine évolutionniste,
à la théorie de la lutte pour la vie et de la sélection du
plus apte : les pessimistes, inaptes à l'effort, seront infail-
liblement mangés par les énergiques, par les volontaires,
par les agissants.... Bon appétit, Messieurs !

Messieurs, si je prétendais conclure de cette étude que
notre monde est le meilleur des mondes possible, vous
ne me croiriez certainement pas, et j'ajoute que vous au-
riez peut-être raison ; — si, même, je me contentais d'affirmer que la somme des biens y dépasse celle des maux,
vous me demanderiez de vous le prouver, ce qui m'em-
barrasserait fort.

La vérité est que cette vie tant méprisée est, après tout,
tolérable ; qu'elle est au moins préférable à la mort,
comme l'activité à l'anéantissement de la volonté. Tel est,
en somme, l'avis de l'humanité. Car enfin, je ne sache pas
que, pratiquement, l'humanité soit en train de s'anéantir :
on a beau démontrer au commun des hommes que la vie
est un malheur, ils continuent de vivre comme s'ils n'en
croyaient rien, tant est forte cette manie d'être qui nous
possède.

Quant au bonheur, qui dépend de nous-mêmes beaucoup plus que des autres ou des événements, sa poursuite
ne saurait être considérée comme la seule fin, comme le

but suprême de notre vie : nous avons des devoirs à remplir, une âme, — c'est-à-dire ce qu'il y a de plus grand dans l'univers, à diriger, sa dignité à garder, une intelligence à perfectionner et, par-dessus tout, des misères à soulager, des larmes à tarir. C'est dans cette pensée que réside le salut pour ceux qui trouvent lourde à porter la charge de leurs maux et qui ne possèdent ni l'espoir résigné du croyant, ni l'orgueilleux dédain du stoïcien. A ceux-là, — et ils sont nombreux, — je propose, en terminant, comme règle directrice de leur vie, cette pure et réconfortante maxime d'un véritable sage contemporain, du regretté Bersot : « L'homme n'est pas né pour être heu-« reux ; il est né pour être homme à ses risques et périls. »

BESANÇON. — IMPR. ET STÉR. PAUL JACQUIN.

AUTRES PUBLICATIONS DU Dr L. BAUDIN

De la non-absorption par la peau des substances dissoutes dans l'eau du bain. Paris, 1874.

Cours d'hygiène militaire (professé aux élèves de l'Ecole Saint-Cyr. 1881 et 1882).

L'assistance civile volontaire aux blessés et aux malades militaires en cas de guerre. Lons-le-Saunier, 1886.

L'état sanitaire à Besançon Besançon, 1887.

De la cure électrolytique des rétrécissements organiques (in Mém. de la Société de médecine de Besançon et de la Franche-Comté, 1887).

L'épidémie typhoïde à Besançon en 1886. (Ibidem, Besançon, 1887.)

Folie et criminalité : les criminels sont-ils des fous? Besançon, 1888.

Annuaire statistique, démogr. et sanit. de la ville de Besançon pour 1884.
    Id.   *1888.* (Besançon, en 1888).
    Id.   *pour 1889.*
    Id.   *pour 1890, 1891 et 1892.*
(Ces derniers ouvrages en collaboration avec M. Z. Jeannot.)

Du relâchement hypertrophique de la luette. Besançon, 1888.

De la pendaison dans l'ataxie. Besançon, 1890

Cours aux brancardiers-ambulanciers de l'Union des Femmes de France. (12 leçons, avec fig. Besançon, 1890.)

Une petite épidémie typhoïde d'origine hydrique (in Revue médic. de la Franche-Comté, 1891).

Les Bains salins de Besançon-Mouillère et les eaux de la source salée de Miserey. 1re et 2e éd., 1892 et 1893.

La mortinatalité à Besançon. Besançon, 1892.

Le lymphatisme, la scrofule, la tuberculose, l'anémie et les états généraux morbides aux Bains salins de Besançon-Mouillère (in Revue médicale de la Franche-Comté, 1892).

Les maladies par ralentissement de la nutrition aux Bains salins (Ibid., 1893).

Compte rendu des travaux de la section d'hygiène au congrès (de Besançon) de l'Association française pour l'avancement des sciences (in Rev. d'hygiène et de police sanitaire. Paris, novembre 1893).

La désinfection (notice à l'usage des désinfecteurs) (in Ann. d'hygiène. Paris, 1893).

www.ingramcontent.com/pod-product-compliance
Lightning Source LLC
LaVergne TN
LVHW020500060726
842525LV00005B/1831